AF502858

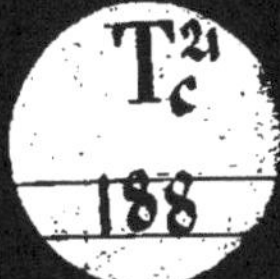
Tc 21
188

HYGIÈNE ALIMENTAIRE
PRÉVENTIVE ET CURATIVE

DE
L'ALIMENTATION
HYGIÉNIQUE-RECONSTITUANTE

PAR

LE DOCTEUR FLASSCHŒN
DE LA FACULTÉ DE MÉDECINE DE PARIS

ARS IMITATIO NATURÆ

« Pour prévenir la phthisie, il faut prévenir et combattre la misère physiologique. »
BOUCHARDAT,
Professeur d'hygiène à la Faculté de médecine de Paris.

Un grand nombre de maladies ne sont que la conséquence d'un trouble de la nutrition. Pour les prévenir et les guérir, tous les moyens capables de favoriser ce grand acte physiologique, doivent être mis en œuvre, et l'hygiène alimentaire surtout, doit être soigneusement observée.
(L'AUTEUR).

PARIS
E. BERNARD & Cie, IMPRIMEURS-ÉDITEURS
71, RUE LA CONDAMINE, 71.

1887

21

88

DE

L'ALIMENTATION

HYGIÉNIQUE-RECONSTITUANTE

PARIS. IMP. E. BERNARD & Cie, 71, RUE LA CONDAMINE.

HYGIÈNE ALIMENTAIRE

PRÉVENTIVE ET CURATIVE

DE

L'ALIMENTATION

HYGIÉNIQUE-RECONSTITUANTE

PAR

LE DOCTEUR FLASSCHŒN

DE LA FACULTÉ DE MÉDECINE DE PARIS

ARS IMITATIO NATURÆ

« Pour prévenir la phthisie, il faut prévenir et combattre la misère physiologique. »

BOUCHARDAT,
Professeur d'hygiène à la Faculté de médecine de Paris.

Un grand nombre de maladies ne sont que la conséquence d'un trouble de la nutrition. Pour les prévenir et les guérir, tous les moyens capables de favoriser ce grand acte physiologique, doivent être mis en œuvre, et l'hygiène alimentaire surtout, doit être soigneusement observée.

(L'AUTEUR).

PARIS

E. BERNARD & Cie, IMPRIMEURS-ÉDITEURS

71, RUE LA CONDAMINE, 71.

1887

DE L'ALIMENTATION HYGIÉNIQUE-RECONSTITUANTE

I

DES ALIMENTS MINÉRAUX ET DE LEUR INFLUENCE SUR LA NUTRITION GÉNÉRALE.

L'intégrité des fonctions organiques ne pouvant se maintenir que par la rénovation ininterrompue de tous les éléments de l'économie, il est de nécessité absolue que les matériaux alimentaires présentés journellement à l'organisme, contiennent, en quantité suffisante, tous les principes faisant partie de ses tissus et de ses fluides ou les éléments pouvant leur donner naissance. En conséquence, une alimentation ne sera complète et vraiment réparatrice, qu'à condition de fournir en proportions adéquates les matières azotées, hydrocarbonées et minérales, que la désassimilation élimine constamment et que, pendant la période de la croissance, l'économie fixe en notables quantités.

Les principes alimentaires minéraux qui possèdent sur la matière organique un pouvoir synthétique incontestable, ne sont point les moins importants et sont aussi utiles à la nutrition des animaux qu'à celle des plantes.

Liebig est le premier qui ait mis en évidence le rôle des éléments inorganiques dans la végétation. Avant l'exposé de sa belle théorie, on croyait que la plante ne se nourrissait que de matières organiques et l'on n'attachait aucune importance aux matières minérales. Mais de nombreuses expériences ont prouvé que, sans le concours de celles-ci, la plante ne peut vivre, fructifier ni parvenir à former la graine destinée à perpétuer l'espèce.

Les sels que l'on trouve dans les végétaux sont nombreux. D'une manière générale, on peut dire que toutes les plantes sont formées des mêmes principes minéraux en quantité variable, suivant l'espèce à laquelle elles appartiennent et le sol qui leur a donné naissance. Il y a là une variation de composition qui est nécessaire pour permettre à une même plante de croître dans des circonstances variées.

Toutes les plantes renferment comme éléments principaux :

Du *fer*, du *manganèse*, de la *chaux*, de la *magnésie*, de la *potasse*, de la *soude*, des *acides phosphorique, chlorhydrique, azotique* et *silicique*.

Dans certaines conditions spéciales de végétation, on y rencontre même le *brome* et l'*iode*. C'est ce qui a lieu pour les plantes marines.

Il reste beaucoup d'incertitude sur le rôle que chacune de ces matières minérales est appelée à remplir dans la végétation. Certaines expériences sont même contradictoires. Mais néanmoins, d'après les connaissances déjà acquises, il est permis de penser que chaque élément a un travail spécial à accomplir, que les recherches ultérieures feront mieux apprécier.

Pour démontrer la part d'influence nutritive que prennent les minéraux dans la végétation, M. G. Ville, professeur au Museum d'histoire naturelle, a fait des expériences fort intéressantes. Il a cultivé des plantes dans du sable calciné et lavé avec de l'acide chlorhydrique, les a arrosées avec de l'eau distillée pure et les a alimentées avec des produits chimiques irréprochables. Les végétaux nourris par ce procédé se sont maintenus dans un état qui paraissait normal.

D'autre part, il est bien démontré aujourd'hui que l'azote nécessaire à la nutrition des plantes serait un aliment absolument illusoire sans le concours d'une quantité notable de principes minéraux.

La nécessité de leur intervention dans le mouvement nutritif des animaux n'est pas moins incontestable, ce qui fait remarquer une analogie de plus entre le règne animal et le règne végétal ; mais en raison de l'importance du sujet, il n'est point surperflu, pensons-nous, de rappeler les opinions émises par des autorités scientifiques sur le rôle que jouent dans l'organisme les matières minérales.

Liebig s'est exprimé ainsi dans sa 35e lettre sur la chimie :

« Les parties incombustibles ou les sels du sang sont les médiateurs des fonctions organiques par lesquels les aliments plastiques comme les aliments respiratoires sont rendus aptes à entretenir la vie ; et leur concours étant indispensable pour l'assimilation des aliments, il est clair qu'aucune substance où manquent ces corps, ne saurait entretenir la vie. »

« Le propre de ces substances, a dit aussi le professeur Letheby, « en parlant des éléments minéraux, est de rendre solubles les « principes plastiques des aliments et des tissus animaux. Elles in« terviennent par conséquent dans les phénomènes de la digestion, « de l'absorption, de l'assimilation, de la désintégration et de la sé« crétion. Elles sont véritablement le principal, sinon le seul moyen « de transport de la matière organique d'un lieu à l'autre du corps « animal, car, d'un côté, elles introduisent les matières nutritives « dans le système, et de l'autre, elles le débarrassent des subs« tances épuisées. En outre, il est probable qu'elles sont les agents « qui font passer la nourriture de l'état liquide à l'état solide, « comme dans la formation des tissus au moyen du sang. » (Létheby. — LES ALIMENTS. — *Conférences faites à la Société des arts de Londres.*

Ainsi, il demeure parfaitement établi que, envisagés sous le rapport de leur action générale, les principes minéraux activent les phénomènes de la *Nutrition*.

En outre chacun d'eux remplit un rôle particulier en entrant électivement dans la composition de telle ou telle partie de l'organisme.

Presque tous ont été rencontrés dans le sang, comme le démontre l'analyse complète de ce fluide que nous reproduisons d'après les travaux des chimistes les plus éminents :

ANALYSE QUALITATIVE DU SANG.

Chlorures de sodium et de potassium (Gmelin, Berzelius, Dumas, C. Schmidt, etc.).

Chlorure d'ammonium (Dumas).

Sulfate de potasse (Lecanu, Pelouze, Frémy, Dumas).

Soude et lactate de soude (Dumas, Berzelius, Gmelin, C. Schmidt).

Carbonate de soude, de chaux (Lecanu, Dumas, Pelouze).

Carbonate de magnésie (Berzelius, Dumas).

Oxyde de fer (Menghiné, Muller, Berzelius, H. Rose, Dumas, Pelouze).

Oxyde de manganèse (Wurzer, Marchessaux, Millon, Hannon, Kramer, Petrequin, Burin-Dubuisson).

Phosphore (Chevreul, Braconnot, Dumas, Mulder).

Phosphate de soude (Berzelius, Dumas, Pelouze et Fremy, C. Schmidt).

Phosphate de chaux (Mulder, Lecanu, Dumas, Pelouze, Fremy et Mouries, etc.).

Soufre (Mulder).

Silice (Pelouze et Frémy).

D'autres substances n'ont point été reconnues dans le sang, à cause de leur quantité infinitésimale, mais leur présence a été constatée dans quelques tissus et liquides où elles se fixent en vertu d'une affinité élective.

C'est ainsi que, dans la salive, Mitscherlich a trouvé du *chlorure de calcium;* que Tiedemann, Gmelin, Longet, de Œhl, de Sertoli, de Schiff, y ont décélé la présence d'une substance que Treviranus avait déjà annoncée: le *sulfo-cyanogène* en combinaison avec le *potassium;* et que Berzelius et V. Bibra ont découvert que l'émail des dents est constitué par du *fluorure de calcium.*

Les différents principes d'origine inorganique que nous venons d'énumérer présentent tous, nécessairement, de l'importance; mais celle-ci est en raison directe de la largesse avec laquelle la nature, pendant le travail intime de nutrition, les répartit dans les différents tissus et liquides de l'économie ; du rôle plus ou moins élevé que remplissent ces derniers ; et enfin, des déperditions que provoque le courant de la mutation.

Aussi, certains éléments pourraient-ils diminuer dans l'organisme, sans que la nutrition en souffre d'une manière appréciable, tandis qu'un abaissement dans la proportion de certains autres ne laisserait pas que d'avoir pour conséquences d'entraver le développement du corps et de compromettre la santé.

En vertu de ces considérations, les principes minéraux dont nous devons le plus nous préoccuper sont:

Le chlorure de sodium.
Le phosphate de chaux (1).
Le fer.
Le manganèse (2).

Afin de bien démontrer toute leur valeur, nous croyons utile d'en faire une étude spéciale et de commencer chacun des chapitres

(1) Le phosphate de soude est également un des principaux minéraux les plus importants, mais la quantité qu'en contiennent nos aliments ordinaires est assez considérable pour qu'il ne nous paraisse point nécessaire de nous en occuper ici.

(2) L'emploi de ces minéraux, comme agents reconstituants, démontre bien que ce sont les éléments essentiels de la sanguinification.

qui s'y rapportent en rappelant leur remarquable influence dans les phénomènes physiologiques des végétaux. Nous trouverons entre les deux règnes des analogies frappantes.

II

CHLORURE DE SODIUM *(Sel marin)*.

Les matières qui doivent servir d'aliments aux plantes ont besoin d'être amenées à l'état soluble pour former partie intégrante de leurs tissus. Malgré leur solubilité, l'action de ces matières peut varier selon la composition du sol. Une terre argileuse, douée d'un pouvoir absorbant considérable, en ce qui concerne les matières minérales, ne cédera pas aussi facilement ses principes aux plantes, qu'une terre sablonneuse, dont le pouvoir absorbant est faible. Il en résulte que, dans des terrains pauvres, l'action d'une quantité donnée d'engrais, sera plus ou moins favorable selon la prédominance de l'état sablonneux ou argileux.

Aussi les cultivateurs savent-ils bien que, dans un sol argileux, épuisé par des cultures mal entendues, il faut accumuler beaucoup d'engrais, avant de lui faire reprendre sa fertilité primitive.

Le sel marin peut, dans de semblables conditions, jouer un rôle important, non pas, en fournissant aux plantes un engrais, mais en exerçant une action physiologique analogue à l'une de celles qu'il produit dans l'alimentation de l'homme, c'est-à-dire en agissant en quelque sorte comme condiment.

En effet, nous trouvons dans le sol deux forces en présence : d'une part, le pouvoir dissolvant de l'eau pour les matières minérales, et de l'autre, le pouvoir absorbant du sol, lequel a pour effet de faire retenir par la terre les principes minéraux dissous par l'eau qu'elle contient.

Sans cet heureux pouvoir absorbant, tous les engrais seraient entraînés par les eaux de pluie dans les couches profondes du sol et perdus pour la végétation.

Tous les principes minéraux ne sont pas absorbés par la terre avec la même énergie. Les phosphates qui, comme nous le verrons bientôt, jouent un rôle de premier ordre dans la physiologie des plantes, sont retenus avec beaucoup plus de force que les sels de soude. C'est ce pouvoir absorbant du sol que le chlorure de sodium a la propriété de restreindre, tout en favorisant la dissolution des matières insolubles qu'il contient. Il constitue donc un *agent de diffusion*.

En résumé, un sol dans lequel on aura introduit une faible quantité de sel marin fournira plus rapidement et plus facilement aux plantes les principes minéraux qui sont indispensables à l'élaboration des tissus végétaux.

Examinons maintenant la manière d'agir du chlorure de sodium dans le règne animal.

Le sel marin constitue l'un des principes minéraux les plus indispensables. Il existe dans presque toutes les parties de l'économie, mais surtout dans le sérum sanguin, qui en contient 4 grammes pour 1.000.

Sa présence dans ce fluide est d'une nécessité absolue, car il sert à entretenir son alcalinité ; à y maintenir dans un degré déterminé le point de coagulation de l'albumine ; à favoriser la conservation des globules, le phénomène de l'endosmose, ainsi que les métamorphoses des éléments organiques en présence de l'oxygène.

Ajoutons que le chlorure de sodium cède son chlore à l'acide chlorhydrique du suc gastrique, sa soude aux acides biliaires, et que les produits de la désassimilation (urines, sueurs, etc.) en contiennent une assez grande quantité.

Nos substances alimentaires n'en fournissent que 50 centigrammes environ par jour. Cette proportion serait bien insuffisante pour couvrir le déficit amené par l'élimination régulière, si, journellement, nous n'ajoutions pas à notre régime de 6 à 15 grammes.

La quantité supplémentaire de sel marin, directement utile aux phénomènes de la nutrition, les favorise encore d'une manière indirecte, en nous faisant accepter sans répugnance des substances insipides; en excitant l'ingestion des boissons qui doivent faciliter l'absorption des matières alimentaires; en stimulant la muqueuse de l'estomac et de l'intestin, et en rendant ainsi plus active la sécrétion des liquides nécessaires à la digestion (1).

De tous temps, les peuples les moins civilisés (2) ont fait instinctivement usage du chlorure de sodium, comme le prouve ce passage de l'Odyssée où Thérésias dit à Ulysse :

« Tu reprendras le cours de tes voyages jusqu'à ce que tu découvres des peuples qui n'aient aucune connaissance de la mer et qui n'assaisonnent pas de sel leurs aliments. »

(1) Le *Cosmos* du 24 avril 1869 contient un article tendant à faire admettre que le chlorure de sodium favorise l'assimilation du phosphate de chaux.

« De récentes expériences faites à Saint-Pétersbourg sur divers animaux ont appris que le sel facilite considérablement l'assimilation des *phosphates*. Le phosphate dont on a fait usage dans cette expérimentation était le phosphate tribasique de chaux. Tantôt on l'administrait avec de la caséine et de l'eau distillée, sans sel marin, et tantôt on ajoutait du sel à la ration. L'analyse chimique a appris que, dans ce, dernier cas, le sang contenait toujours plus de phosphate de chaux, que quand la nourriture n'était pas assaisonnée. Mais lorsque l'animal avait été privé de sel, les déjections étaient plus riches en phosphates qu'elles ne l'étaient sous l'influence du régime salé. Les auteurs, MM. Zabeline et Dorogof, en concluent que le sel marin s'oppose à l'expulsion des phosphates et que le phosphate non expulsé avait été assimilé. La preuve semble découler de ce qui suit : On a fait une résection d'une portion du milieu du radius chez deux chiens. Les bords des blessures ont été réunis par une suture. Après l'opération, et après vingt-cinq jours, l'un des deux chiens ne recevait que de la caséine et de l'eau distillée, et l'autre recevait de la caséine, de l'eau distillée et du sel. Après un délai de vingt-cinq jours, on a extrait les radius des pauvres patients et l'on a trouvé que chez le chien à régime salé, le morceau enlevé du radius était complètement rétablit tandis que chez le chien qui ne recevait pas de sel, l'ossification n'était pas même commencée ; car à l'endroit de la lacune aucun dépôt minéral ne s'était encore formé. »

(2) Dans quelques pays, certaines contrées de l'Afrique, par exemple où le sel est rare, il fait présumer de la position aisée des habitants.

La quantité de chlorure de sodium que contiennent les aliments à l'état naturel est très insuffisante et ne pourrait répondre aux besoins de l'économie.

Un grand nombre de faits viennent à l'appui de cette assertion.

Le professeur Bérard a rapporté que des seigneurs russes ayant voulu, par mesure d'économie, retrancher le sel commun de la nourriture habituelle de leurs vassaux, les ont vu tomber dans un état de langueur et de faiblesse extrême, donnant souvent naissance à la chloro-anémie, à l'œdème et à l'helminthiase.

M. Marschall a aussi attiré l'attention sur les effets fâcheux de la privation de chlorure de sodium.

Les corporations religieuses qui, par un fanatisme insensé, ont essayé, dans un but de pénitence, de se priver de sel, ont vu naitre les mêmes accidents (1).

Les animaux en sont aussi avides que les hommes.

Haller l'avait déjà constaté, puisqu'il a écrit :

« Videtur omnino aliquid in sale esse, quod naturæ animali conveniat. Nam pene omnes gentes sale utuntur ; ut etiam bruta animalia pleraque, certe, quæ ruminent, sale delectantur, et ab ejus usu bene habent. »

Le professeur Bérard a raconté que dans les contrées chaudes de l'Amérique du Sud, on voit les chevaux et les bêtes à cornes lécher avec avidité le chlorure de sodium qui émerge de la surface du sol, et des bandes d'oiseaux venir en manger.

Mais ce n'est pas seulement dans le nouveau monde que ces faits peuvent être observés. Ceux qui ont voyagé en Franche-Comté, en Dauphiné, en Suisse, etc., et qui s'y sont intéressés au régime ali-

(1) Dans les localités où les végétaux contiennent plus de phosphate de soude que de phosphate de potasse, l'emploi du chlorure de sodium n'est pas d'une nécessité aussi grande que dans des conditions opposées, lesquelles se rencontrent surtout en Saxe et en Bavière, où le froment, l'orge, l'avoine, les pommes de terre, contiennent une quantité relativement très grande de sels de potasse.

mentaire des animaux domestiques, ont pu remarquer avec quel empressement ils recherchent le sel marin, et avec quelle délectation ils mangent le fourrage arrosé d'eau salée. Les herbivores sont tellement friands de cet aliment minéral que, dans certains pâturages des Hautes-Alpes, par exemple, les bergers ont eu l'idée de le répandre çà et là sur le pacage choisi. Cet artifice permet d'assister à un des plus curieux spectacles champêtres qu'on puisse imaginer, celui de voir des troupeaux de bêtes à cornes, de moutons, de chèvres, etc., sortir impétueusement de l'étable et courir à l'envi pour se repaître de ce sel auquel on les a habitués et qui les attire d'une manière si irrésistible.

Cet instinct qui pousse les animaux à rechercher avec une si grande appétence le chlorure de sodium, doit déjà faire penser qu'il est aussi utile et aussi nécessaire à leur nutrition qu'à celle de l'homme.

En effet, Varden a fait connaître que, dans certaines localités des provinces Nord du Brésil, il est d'usage, pour conserver la vie des animaux, de saler leurs aliments. Roulin nous a appris aussi que, dans quelques localités de la Colombie, les femelles privées de sel marin ne procréent plus.

Wundt, Rosenthal et Schultzen ont également rapporté des observations qui prouvent péremptoirement qu'on ne peut supprimer le chlorure de sodium du régime des animaux sans les exposer à des accidents graves.

Lorsqu'ils sont nourris d'herbages, ils peuvent se passer d'un appoint de sel marin, parce que les feuilles en contiennent en quantité suffisante pour subvenir aux besoins de leur organisme. Mais si leurs aliments se composent particulièrement de graines, le chlorure de sodium doit absolument intervenir, et s'il fait défaut, leur santé se trouve compromise.

L'éminent professeur de la Faculté, M. Bouchardat, a fait des expériences qui confirment ce fait et les a exposées dans les remarquables conférences qu'il eut l'occasion de donner en 1870, lors du siège de Paris. Nous ne croyons pouvoir mieux faire que de lui laisser la parole :

« Pendant mon séjour à l'Hôtel-Dieu, a-t-il dit, j'élevais sur les croisées ces charmants messagers qui ont apporté tant de bonheur en donnant à quelques-uns des assiégés des nouvelles de ce qu'ils avaient de plus cher au monde.

« Grillage de fer, appui en calcaire, blé ne renfermant que des traces de chlorures, paille pour faire le nid, eau distillée : voilà les seules matières où les pigeons accouplés pouvaient trouver cè qui était indispensable à la réparation des pertes de leur organisme. Une couvée réussit avec ce régime, mais malgré la saison et toutes les autres conditions favorables, la femelle cessa de pondre. Je leur rendis la liberté. Le premier usage que la femelle en fit fut de voler sur la croisée voisine dont l'appui était toujours souillé par des résidus riches en sel marin. Ces pigeons n'étaient pas privés. Le besoin de sel était si impérieux pour cette femelle qu'elle se laissait prendre sans chercher à fuir, afin de ne pas perdre un instant pour accaparer cet aliment indispensable à la constitution de son sang et de ses œufs. On la lâcha. Elle revint aussitôt vers le résidu salé. La fécondité reparut avec le retour du sel dans l'alimentation. »

Si toutes les expériences que nous avons relatées démontrent d'une manière péremptoire, qu'une quantité normale de chlorure de sodium est absolument nécessaire à la vie des animaux, d'autres faits ont établi à l'évidence que des doses supplémentaires de sel marin, exercent une très heureuse influence sur leur santé et leur développement, en activant le travail intime de la nutrition. Par ce régime, en peu de temps leur poil devient plus luisant et plus fourni, leur démarche plus vive et leur poids plus considérable.

Toutes ces observations nous engagent à admettre que l'usage universel du chlorure de sodium doit être attribué à la recherche instinctive d'une substance éminemment utile à la nutrition, aussi bien qu'au désir d'augmenter la saveur des aliments.

M. le professeur Bouchardat a cherché à tirer parti de l'activité que le sel marin imprime à la nutrition générale, en y recourant dans les cas de débilitation, d'alanguissement de l'organisme :

« J'ai constaté, a-t-il dit, les effets utiles du chlorure de sodium administré dans plusieurs conditions d'appauvrissement général de l'économie et dans des cas d'imminence de tuberculisation pulmonaire, d'anémie glycosurique, etc. »

III

PHOSPHATE DE CHAUX.

« Parmi les sels inorganiques indispensables aux animaux supérieurs, le phosphate de chaux vient au premier rang. » (Professeur BOUCHARDAT.)

« Le phosphate de chaux a une importance aussi grande que le chlorure de sodium. » (LACASSAGNE, Professeur au Val-de-Grâce.)

« Les phosphates sont *des aliments*, c'est-à-dire qu'ils sont une des conditions premières indispensables à l'entretien de la vie. Aussi, toute alimentation qui n'en contient pas une certaine proportion, ne peut suffire aux exigences de la nutrition. L'insuffisance des phosphates dans l'alimentation a pour conséquence immédiate un abaissement général de l'activité organique. » (Docteur PAQUELIN, (*Journal de thérapeutique* du Professeur Gubler, 25 sept. 1877).

Les Phosphates ont une importance considérable dans la constitution des plantes.

L'analyse après incinération des parties d'un végétal (ligneux et matière azotée) nous apprend que c'est presque exclusivement dans la matière azotée que se trouve le phosphate de chaux.

Ce sel l'accompagne dans son évolution, en exerçant successivement son pouvoir synthétique sur les éléments nouveaux pour finir par s'accumuler dans les graines, où les plantes futures puisent un des éléments les plus nécessaires à la formation de leurs tissus ; de sorte que, ce sont surtout les *axes*, les *jeunes feuilles des bourgeons* et *les semences* qui en contiennent le plus, et qu'après la maturité de celles-ci, l'analyse ne constate plus dans les tiges herbacées qu'une minime quantité de ce principe minéral, le travail d'organisation auquel il préside ayant été accompli.

Plus une substance végétale est azotée, plus elle contient de phosphate.

« Il existe une relation remarquable, a dit M. Mayer, entre les matières albuminoïdes et l'acide phosphorique que renferment les graines. A une augmentation dans la proportion d'acide phosphorique correspond une augmentation dans la proportion des matières albuminoïdes. On peut donc admettre que la formation des matières albuminoïdes dans les graines est subordonnée à l'existence des phosphates. »

« Généralement, a dit également M. Boussingault, les substances alimentaires les plus azotées sont aussi les plus riches en phosphates, ce qui semble indiquer que dans les produits de l'organisation végétale, les phosphates appartiennent aux principes azotés et qu'ils les suivent dans l'organisation des animaux. » (*Économie rurale*, T. II, page 373).

Voici une analyse comparative faite par le même auteur et qui démontre la relation existant entre la matière azotée et l'acide phosphorique :

Pour 1,000 parties, on trouve :

	Acide phosphorique.	Azote.
Froment.	9,64	19,70
Paille de froment	1,64	4,00
Avoine.	4,73	19,00
Paille d'avoine	1,07	3,00

Au surplus, les expériences faites par G. Ville nous démontren d'une manière bien évidente l'indispensabilité du phosphate de chaux dans la végétation.

Le savant professeur, après avoir déposé des graines dans un terrain privé de phosphate, a observé qu'elles germaient; que la plante qui en provenait se développait ; mais que la végétation s'arrêtait à partir du moment où se trouvait épuisée la réserve de phosphate de chaux contenue dans les semences et qui avait servi à la formation des organes nouveaux.

D'autre part, l'emploi des engrais minéraux, composés en grande partie de phosphate de chaux, et qui favorisent à un haut degré la vitalité des plantes, démontre encore quelle large part prend ce sel dans les phénomènes de la végétation.

Le phosphate de chaux constitue aussi un élément très important dans l'organisme animal.

En quantité très restreinte dans les êtres inférieurs, tels que les mollusques et les zoophytes, qui contiennent au contraire beaucoup de carbonate de chaux, il devient de plus en plus abondant à mesure qu'on se rapproche des vertébrés, chez lesquels il existe en proportion considérable, soit à l'état de dissolution, soit à l'état solide. A l'état de dissolution il entre, comme nous l'avons vu dans la composition du sang en faisant partie des globules, de la fibrine et de l'albumine.

On le rencontre également à l'état libre ou en combinaison avec des éléments albumineux dans tous les liquides du corps (1) et dans presque tous les tissus. Dans ces deux conditions, son état liquide dépend de l'action dissolvante du chlorure de sodium, de l'acide carbonique ou des bicarbonates.

Dans l'urine, qui en contient de notables quantités, son état de dissolution est, en outre, favorisé par le phosphate acide de soude, par le phosphate acide de chaux et par les sels de potasse.

A l'état solide, le phosphate de chaux contribue largement à la texture des os (2) et des cartilages, et entre en petite quantité dans

(1) A l'état de bi-phosphate, il existe dans beaucoup d'humeurs à réactions acides. Lassaigne et Blondlot ont constaté sa présence dans le suc gastrique.

(2) Le phosphate tricalcique entre dans la composition des os pour une proportion de 60 0/0.

M. le professeur Bérard a dit dans son cours de physiologie : « Le la composition des dents, des ongles et des poils. En outre, par ses éléments, il fait partie du cerveau (1), de la moelle, des nerfs, des graisses phosphorées du sang.

Jusque dans ces derniers temps, les physiologistes ont pensé que le rôle du phosphate de chaux se bornait presque exclusivement à fournir l'élément principal du squelette. Mais les recherches de Lehmann, de Chossat, de Mouriés, de Dusart, ont démontré que, loin d'être, comme on le supposait, une matière inerte, circulant dans l'organisme pour aboutir au tissu osseux et s'y concentrer, *il préside, au contraire, à la formation des cellules, comme dans les végétaux, et constitue un agent essentiel de la nutrition générale qu'il tient en quelque sorte sous sa dépendance.*

« En général, a dit le célèbre physiologiste Lehmann, il n'existe aucun tissu de nature animale qui ne renferme plus ou moins de phosphate de chaux. Jusqu'à présent, on n'a pas encore déterminé avec précision quelle est l'influence exercée par ce sel sur les propriétés physiques des tissus, selon qu'il y est en quantité plus ou moins grande. Ce sel y est sous forme d'une combinaison particulière, *et il est plus que probable que sa présence est la cause déterminante de certaines métamorphoses que les matières albuminoïdes subissent durant la vie.*

« Plusieurs faits d'ailleurs démontrent que *ce sel est absolument indispensable à la formation des cellules.*

« Ainsi, on a reconnu que, chez les animaux inférieurs, dans l'organisme desquels le carbonate de chaux est cependant la substance

phosphate de chaux est indispensable aux animaux qui croissent. Les aliments en contiennent, mais s'ils n'en fournissaient pas une quantité suffisante, le développement des os se ferait mal.

M. Chossat a nourri des pigeons avec des grains bien triés et de l'eau. Il a pris des précautions pour empêcher qu'ils n'avalâssent des graviers et il a constaté que les os de ces oiseaux étaient excessivement minces et faciles à fracturer. » (Cours de physiologie, t. I, p. 561.)

(1) Le phosphore, d'après Vauquelin constitue la centième partie du cerveau frais où ils se trouve uni à la stéarine et à l'élaïne.

minérale la plus abondante, *le phosphate de chaux s'accumule dans les parties où de nouvelles cellules sont en voie de formation.*

« On attribue ordinairement les propriétés plastiques des exsudations à la présence de la fibrine ; toutefois, comme cette substance se retrouve en quantité notable dans certaines transsudations, notamment dans celle de l'hydropisie aiguë, sans qu'il s'y manifeste la moindre plasticité, il faut admettre que celle-ci ne dépend pas uniquement de la présence de la fibrine ; aussi, a-t-on cherché dans les phosphates la cause de cette plasticité ; cette opinion s'est trouvée confirmée par ce fait *que partout où des fibres et des cellules prennent naissance, on constate la présence des phosphates en quantité appréciable*, même chez les animaux inférieurs qui, cependant, ne contiennent que très peu de phosphate. Ajoutons à cela que le sang qui sort des organes où la vitalité est la plus énergique, par exemple celui qui sort des muscles où les métamorphoses des tissus sont très actives, *renferme toujours moins de phosphate que le sang veineux* qui sort des capillaires appartenant à des organes dont l'activité vitale est moins énergique. Enfin un certain nombre d'analyses faites avec soin, ont appris que les phosphates sont toujours plus abondants dans les sécrétions plastiques des blessures que dans le serum du même organisme. *Il est donc à peu près certain que les phosphates sont indispensables à la formation des cellules et des tissus, puisqu'on les y rencontre toujours.* » (Physiologie animale, page 100.)

L'influence du phosphate de chaux sur la formation cellulaire a été aussi constatée chez les animaux inférieurs par le docteur Schmidt qui, dans ses *Recherches de physiologie comparée des animaux sans vertèbres*, a fait connaître que, dans les crustacés, par exemple, la quantité de phosphate est proportionnée à la quantité de *chitine* (matière animale insoluble dans l'eau, l'alcool, l'éther et la potasse, et qui forme la base du squelette des animaux sans vertèbres). Or, le tissu fibreux à base de *chitine*, étant le résultat d'un travail cellulaire très actif pendant la mue, on est autorisé à admettre que la quantité de phosphate de chaux augmente, en raison de l'activité de ce travail. Ce savant, en observant le renouvellement du test chez les crustacés et les mollusques, est arrivé à admettre la relation intime existant entre le développement des cellules et la présence du phosphate de chaux ; car dans le test des mollusques il se produit une membrane sans structure, et ce test ne contient pour ainsi dire pas de phosphate calcaire.

Plus l'activité vitale des animaux est grande, plus le concours du phosphate de chaux leur est indispensable, et plus aussi en rencontre-t-on dans leur organisme (1).

L'exactitude de cette proposition a été parfaitement démontrée par Mouriès dont les savantes expériences ont établi en même temps, qu'en dehors de la formation et du renouvellement des os, le phosphate de chaux exerce dans l'organisme une action plus élevée se rattachant à la nutrition générale des animaux.

Le savant chimiste, à l'appui de sa thèse, a fait d'abord ressortir l'immense différence qui existe entre la composition du sang des Mammifères, et celui des Oiseaux.

Il a rappelé que la moyenne de phosphate de chaux que contient le sang des animaux appartenant au premier embranchement des vertébrés à sang chaud, est de 0,7 pour mille, tandis qu'elle s'élève

(1) Les analyses suivantes, faites par E. Dusart, et publiées dans un travail très remarquable auquel nous avons fait de fréquents emprunts, font remarquer la variation de la quantité de phosphate de chaux, selon qu'on l'observe dans telle ou telle classe d'animaux :

	Phosphate de chaux pour 100 de poids vivant.
Mouche commune	2,02
Abeille	1,44
Brochet	1,48
Anguille	0,65
Maquereau	0,92
Ecrevisse et son test	1,21
Sangsue	0,15

à 1,25 chez ceux du second embranchement, et qui présentent pourtant une charpente osseuse très légère.

Voici, à ce sujet, un tableau très intéressant que nous croyons fort utile de reproduire :

Rapport entre le poids des os et la richesse du sang.

Animaux		Moyenne des os pour mille.	Phosphate de chaux du sang.
Oiseaux	Pigeon	39	1,20
	Poule	»	1,35
	Canard	»	1,50
	Corbeau	»	1,27
	Moineau	»	1,22
Mammifères	Hommes	128	0,60
	Chien	»	0,65
	Chat	»	0,69
	Cheval	»	0,40
	Mouton	»	0,57
	Lapin	»	0,50

Voici maintenant d'autres expériences qui établissent que la dose de phosphate de chaux nécessaire aux animaux est en *rapport inverse* avec le poids des os.

Citons textuellement M. Mouriès : « J'ai réuni, dit-il, les excréments d'un pigeon de 500 grammes, livré à la nourriture ordinaire. Ces excréments desséchés pesaient 15,68 et contenaient 6,22 de phosphate de chaux (Vauquelin a obtenu un résultat analogue avec les poules). Le pigeon rejette donc par jour 0,50 (en nombre rond) de phosphate de chaux. Si cette dose est moins considérable sa vie est en danger, et cependant la nourriture des os n'en exige que 0,025, c'est-à-dire que le besoin des os comparé à ceux de l'économie générale est comme un est à vingt, environ.

En comparant les animaux entre eux les résultats sont les mêmes.

Le pigeon de 500 grammes exige par jour plus de 1/2 gramme de phosphate de chaux, tandis qu'un poulain en plein développement, de 150 à 200 kilos, n'en trouve dans sa nourriture que 95 grammes et en rejette un excédent par les déjections ; ce qui revient à dire que les oiseaux réclament pour vivre, plus de 1 gramme de phosphate de chaux par jour et par kilo, de leur poids vivant, tandis qu'en général les mammifères, qui ont de quatre à cinq fois plus d'os, n'en exigent que 0,1 par kilog, c'est-à-dire dix fois moins.

« ..... Deux pigeons du poids initial de 450 grammes mis au régime de grains triés et de l'eau distillée sont morts, l'un au bout de 189, l'autre de 205 jours. D'un autre côté, j'ai pris un pigeon du même poids (450 grammes) ; j'en ai séparé les os avec le plus grand soin, et ceux-ci bien lavés à l'eau alcaline, puis à l'eau pure et desséchés ensuite, ont pesé 18 grammes, 50 centigrammes.

« Le pigeon sur lequel je calcule est celui qui est mort au bout de 205 jours. Il a avalé pendant ce temps 5 kilos 500 grammes de froment trié. L'analyse de ce froment donnait pour ce poids consommé 6,50 de phosphate des os. Ces 6,50 de ce sel ne peuvent-ils pas suffire à la nourriture des 18,50 d'os que contient le pigeon pendant 205 jours ?

« Et me tenant en dehors de toute théorie, je puis dire que d'après MM. Flourens, Serre et Doyère, il faut au moins dix-huit mois pour accomplir le renouvellement des os d'un pigeon. Ces os, pesant dans celui dont il est question 18,30 qui donnent à l'analyse 11,24 de phosphate chaux, il s'ensuit que, pour fournir à la nourriture de ces os pendant 205 jours, il faut 5,50 de sel des os. Mais puisque pendant ces 205 jours le pigeon en a reçu 6,50, il résulte que ses aliments ont fourni au delà des besoins du tissu osseux.

« Ce calcul peut être plus simple : un pigeon formé du poids de 450 grammes exige, pour la nourriture de ses os, 0,025 de phosphate de chaux par jour. Le même pigeon avale dans ce même temps 30 grammes de froment trié qui en contiennent 0,033, c'est-à-dire 0,008 de plus qu'il n'en faut pour cette fonction, et il meurt.

« Il est donc difficile d'admettre que le défaut de nourriture des os soit la cause de la mort.

« Mais il y a plus : et dans ce cas, c'est-à-dire alors que les aliments apportent une dose de sel suffisante pour les os, mais cependant insuffisante pour les autres fonctions, non seulement ce tissu ne s'approprie pas ce sel, mais encore il verse constamment celui qu'il a en dépôt dans la circulation, au point de s'épuiser en partie.

« Le pigeon mort au bout de 205 jours a été incinéré entièrement, car il était impossible d'en séparer les os. Les cendres ont donné à l'analyse : 3,23 de phosphate de chaux. Un pigeon du même poids également incinéré en entier a donné 12,29. En supposant donc que deux pigeons du même poids contiennent une quantité égale de ce sel, ce qui doit être vrai à une fraction près, il y aurait eu une résorption de 9,6, c'est-à-dire que le sel des os se serait résorbé comme la graisse, la chair, etc., dans le cas d'alimentation organique insuffisante. »

En outre, l'analyse suivante établit d'une manière péremptoire que, d'une part, la richesse en phosphate de chaux est en rapport direct avec l'*abondance des globules et la chaleur du sang* et que, l'autre, la diminution du sel calcaire coïncide avec l'augmentation des os.

Animaux		Poids des os pour mille.	Particules	Température du rectum.	Phosphate chaux.
Oiseaux	Canard	42	1.501	42,5	1,50
	Corbeau	42	1.466	42,5	1,27
	Poule	41	1.571	41,5	1,35
	Héron	41	1.526	41,0	»
	Pigeon	39	1.557	40,0	1,20
Mammifères	Homme	128	1.292	39,6	0,80
	Chèvre	128	1.020	39,2	0,72
	Chat	128	1.204	38,5	0,69
	Lapin	128	938	38,0	0,50
	Cheval	135	920	36,8	0,40
	Mouton	135	935	38,6	0,57
	Chien	135	1.238	37,4	0,65

Bibra a fait, sur des canes de la même année, et qui pondaient, des expériences très intéressantes. Il donna à l'une, pour toute nourriture, des pommes de terre et de l'orge mondée et à l'autre les mêmes aliments auxquels il ajouta une certaine proportion de phosphate de chaux. L'œuf donné par la première, au 8e jour de ce régime, présentait une coquille plus mince que d'ordinaire et, celui qu'elle pondit quelques jours après n'en avait pas. Au bout de la troisième semaine, elle ne donna plus d'œufs. La seconde cane, au contraire, en donnait encore.

En renouvelant les expériences de Chossat sur les pigeons, Mouriès a observé que ces animaux, nourris avec du froment pur, ont succombé au bout de 8 à 10 mois ; que d'autres n'ont vécu que pendant 6 ou 7 mois, lorsque leur eau ordinaire fut remplacée par de l'eau distillée ; et que d'autres encore ont résisté à ce régime pendant quinze mois, à condition qu'il fut ajouté aux grains un gramme de phosphate de chaux par kilogramme. La mort de ces animaux a été précédée de signes bien évidents d'*assimilation imparfaite et d'altération de la nutrition.*

Pendant les premiers mois, la vitalité paraissait diminuer et les mouvements ne s'exécutaient plus avec la même activité. Bientôt l'animal perdait de son poids et était atteint de diarrhée. Puis vers le cinquième ou sixième mois, des troubles profonds de la mobilité et de la respiration, l'aggravation de la diarrhée, l'augmentation de la soif, annonçaient la terminaison funeste.

Et, ce qui démontre bien que les accidents mortels, observés dans ces cas, résultaient de l'insuffisance du phosphate de chaux, c'est que l'administration de cet aliment, au moment de l'apparition de la diarrhée, a produit immédiatement un effet très bienfaisant sur la santé générale des sujets.

Quelle a été, en ce cas, la cause de la mort ?

Mouriès n'a pas hésité à l'attribuer à un abaissement de l'*irritabilité nutritive,* c'est-à-dire, comme l'a définie Virchow : « La « propriété que possèdent les tissus en général, et la cellule en « particulier, de réagir sur elle-même, et sur le milieu ambiant, « pour l'accomplissement des phénomènes physiques et chimiques « qui président à la vie. »

En émettant cette manière de voir, Mouriès a invoqué les opinions de Muller, de Burdach, de Desormeaux, qui ont rattaché les affections lymphatiques des enfants au *défaut d'irritabilité* qui accompagne le développement rapide des os, lesquels, en absorbant une quantité trop grande de sel calcaire, ne permettraient plus aux divers fluides et solides de l'organisme d'en contenir suffisamment pour subvenir à l'entretien de l'*activité vitale*.

De toútes les expériences que nous avons rapportées, il ressort donc clairement que le phosphate de chaux est un agent précieux et indispensable de l'*irritabilité* (1) ; qu'il sert à maintenir l'harmonie dans les phénomènes de la nutrition générale et que son insuffisance jette les animaux dans un état de langueur qui se termine par la mort.

Si la diminution du phosphate de chaux dans le régime des animaux, amène, comme nous l'avons vu, des désordres bien graves, l'addition de quantités supplémentaires de ce précieux aliment minéral présente, au contraire, des avantages incontestables en *stimulant la nutrition générale et en favorisant la reproduction du tissu osseux* (2).

(1) M. le professeur Bouchardat a dit, dans la séance académique du 27 décembre 1853, en faisant allusion au phosphate de chaux :

« Certains composés inorganiques jouent un rôle exclusif parfaitement défini dans les organismes vivants, et non seulement ils ne peuvent faire défaut sans déterminer des troubles de la santé, mais ils ne peuvent être remplacés que dans des limites très restreintes et que l'observation n'a pas encore bien fixées, par des composés qui offrent avec eux la plus grande analogie. »

Et M. le professeur Trousseau a écrit dans son *Traité de thérapeutique*, p. 442 :

« Le phosphate de chaux vient dans ces derniers temps d'être l'objet de recherches physiologiques aussi neuves qu'intéressantes. D'après M. Mouriès, un de nos chimistes les plus distingués, le phosphate de chaux joue chez les animaux un rôle plus important qu'on ne le pensait jusqu'à ce jour. Indépendamment de son influence sur le travail de l'ossification, ce sel aurait encore *une action spéciale sur l'irritabilité, sans laquelle il ne saurait y avoir ni assimilation ni nutrition.* Aussi, l'insuffisance de ce principe calcaire, lorsqu'elle est portée à un haut degré, entraîne-t-elle la mort avec tous les symptômes de l'inanition, tandis que lorsqu'elle est moins prononcée, elle engendre la série des nombreuses affections qui se rattachent au lymphatisme. »

(2) Flourens avait déjà observé que l'administration du phosphate de chaux à des chiens auxquels on avait préalablement brisé les os, exer-

Ce fait a été mis à l'abri du doute par les expériences de Dusart sur les cochons d'Inde auxquels il avait, au préalable, brisé des os, et qu'il a nourris avec des carottes saupoudrées d'un mélange de lacto-phosphate de chaux et d'amidon. Cet auteur a observé dans ce cas, que la consolidation du cal se faisait beaucoup plus rapidement chez les animaux soumis à ce régime que chez ceux qui étaient nourris de carottes non préparées et que, de plus, le poids des os des premiers surpassait de plus de 30 0/0 le poids de ceux des seconds.

D'autre part, M. le professeur Gosselin a pu constater à l'hôpital Cochin, que l'administration du phosphate de chaux à des personnes atteintes de fractures, activait beaucoup la reconstitution du tissu osseux. M. Dusart a rapporté aussi diverses observations qui tendent à confirmer le même fait. En outre, il lui a paru de toute évidence que *ce sel exerçait une influence très favorable sur la santé générale, en augmentant l'appétit, en stimulant les fonctions nutritives, et en imprimant à tout l'organisme une vitalité plus grande.*

A propos du chlorure de sodium, nous avons émis l'opinion que les animaux en étaient avides, parce que les besoins de l'organisme en réclamaient impérieusement l'ingestion.

La même observation pourrait être faite au sujet du phosphate de chaux qui, comme les sels pouvant en fournir la base, est très recherché, surtout par les animaux dont l'*irritabilité*, l'*activité vitale* exigent l'absorption d'une grande quantité de ce principe alimentaire.

M. le professeur Bérard, en élevant chez lui de jeunes poulets

çait une grande influence sur la formation rapide et la consolidation du cal.

Milne Edwards a aussi tenté des expériences sur des chiens et des lapins dont il fractura les cuisses. Il lui parut évident que le cal des animaux dont le régime contenait un supplément de phosphate de chaux, était beaucour plus avancé que le cal de ceux qui n'en recevaient point.

dans une pièce où ils ne pouvaient trouver de gravier, a eu l'occasion d'observer que ces animaux mangeaient les coquilles d'œufs de préférence à leur contenu. L'instinct les guidait ici dans le choix de leurs meilleurs éléments de nutrition (1).

D'ailleurs, un phénomène analogue n'a-t-il pas lieu chez les femmes pendant la période de gestation ? Les coquilles d'œufs, le gravier, la craie, le plâtre, le mortier des murs, etc., ne sont-ils pas ingérés par elles avec la plus grande délectation ?

Ne pourrait-on pas admettre qu'en recherchant ces substances dont le choix semble, au premier abord, révéler l'existence d'une perversion du goût, elles obéissent à un besoin physiologique, à une impulsion naturelle (2) ? En effet, la constitution du squelette du fœtus ne réclame-t-elle pas un supplément de phosphate et de carbonate de chaux, et d'autre part, le développement du nouvel être n'est-il pas favorisé par l'activité vitale de la mère ?

Dans ses lettres sur la chimie, Liebig raconte que les paysans de La Hesse facilitent la dentition des enfants en leur donnant de l'eau de chaux, qu'ils avalent avec le plaisir que produit la satisfaction d'un besoin impérieux. Cet auteur a pensé que la chaux n'était si désirée que parce qu'elle constituait la base destinée à la formation du phosphate des os, dont l'acide est fourni par les phosphates alcalins des aliments.

La tendance qu'ont souvent les chlorotiques, les enfants languissants, cacochymes, à dévorer de la craie du mortier, des coquilles

(1) Certaines peuplades de l'Inde qu'on a appelées *géophages*, et qui se nourrissent principalement de maïs, aliment très pauvre en phosphate de chaux, ont coutume de manger de la terre. Il est difficile d'admettre que ce soit par agrément. Il est plus rationnel d'attribuer cette habitude à la recherche instinctive des sels calcaires qui, par double décomposition, donnent naissance, en présence des phosphates alcalins que contient le maïs, à du phosphate de chaux si nécessaire à la nutrition.

(2) Sennert a raconté qu'une femme enceinte avait avalé, un jour, deux livres de craie et de pierres broyées, sans en avoir été incommodée.

d'œufs, de terre, etc., ne peut-elle également s'expliquer par la recherche intuitive des éléments pouvant favoriser la formation du phosphate de chaux si puissamment utile à la nutrition générale ?

Comme complément de ce chapitre, nous croyons utile de rappeler l'opinion de M. le professeur Gubler sur l'emploi du phosphate de chaux comme ALIMENT RECONSTITUANT.

« Le phosphate de chaux, a-t-il dit, entre dans la composition du sang. Il est indispensable à la formation des os et contribue aussi, par le phosphore qu'il renferme, à la nutrition des nerfs et des centres nerveux. Peu soluble dans les acides des premières voies, ce sel s'absorbe lentement. Il constitue cependant *un élément de restauration*, utile surtout dans le rachitisme et l'ostéomalacie. » (Leçons de thérapeutique faites à la Faculté de médecine de Paris.)

« Le phosphate de chaux, a dit le même auteur, convient également à ceux que l'huile de foie de morue dérange, par ce que, sans agir exactement de même, il constitue *un élément de restauration et de force*. Ce composé est spécialement indiqué, quel que soit l'état du tube digestif, comme ALIMENT PLASTIQUE, dans le ramollissement des os, chez les enfants et les adultes. Je l'ai souvent prescrit en pareil cas, avec grand succès. » (Commentaires du Codex, page 564.)

Le docteur Lacassagne, professeur au Val-de-Grâce, a écrit ce qui suit, dans son Traité d'hygiène privée et sociale :

« Le phosphate de chaux a une importance aussi grande que le chlorure de sodium. Il existe en petite quantité dans les eaux courantes et dans les terres arables. Les plantes le fixent sur leurs tiges, puis dans leurs feuilles et enfin le concentrent dans les graines dont il devient presque l'unique matière minérale. C'est là que les animaux le trouvent pour les besoins de leur organisme. Formant la moitié du poids des os, le phosphate de chaux entre aussi dans la composition des globules sanguins, des muscles, des éléments nerveux. On le rencontre dans tous les protoplasmes, associé à l'albumine, et ce rapport est tellement constant que l'on peut dire qu'il n'y a pas d'albumine sans phosphate de chaux. La dentition tardive, la nutrition languissante, la scoliose des enfants, se trouvent améliorées ou guéries par l'usage du phosphate de chaux. » (Page 435).

IV.

FER.

« Le fer est *un aliment,* car il concourt à la reconstitution des organes de la vie. » (A. Gelis, ancien préparateur de chimie au Collège de France.)

Les travaux physiologiques sur le rôle de cet élément dans la végétation, lui ont donné une importance de premier ordre.

La chlorophylle des végétaux, c'est-à-dire la matière verte, peut être judicieusement comparée aux globules rouges du sang. Dans l'une et dans les autres, le fer représente un des principes les plus importants. Il est du reste fort répandu dans la nature et c'est lui qui, sous des degrés différents d'oxydation, donne les couleurs variées à un grand nombre de roches et de terrains.

Sans le concours actif du fer qui fait partie de la formule de la chlorophylle, le travail d'assimilation des végétaux ne pourrait se produire.

Les premières expériences ayant servi de base à la détermination de l'action physiologique de cette substance minérale, ont été faites sur des plantes étiolées. On les a aspergées avec une dissolution d'un sel de fer, et la couleur blanche fut bientôt remplacée par une belle coloration verte. On crut d'abord pouvoir attribuer ce changement à l'absorption de l'eau ferrée qui aurait augmenté la vigueur de la plante ; mais on constata bientôt que cette belle apparence de vitalité exubérante n'était due qu'à la formation d'un *tannate de fer* (combinaison de fer avec l'acide tannique qui existe normalement dans les végétaux), et qu'il ne s'agissait simplement que d'une teinture.

D'autres expériences furent plus concluantes : on arrosa non pas la plante, mais ses racines seulement avec une solution ferrée, et on constata encore le reverdissement de la plante. Cette fois la transformation était bien due à l'action physiologique et nutritive du fer. Aussi a-t-on proclamé que ce métal employé dans le traitement de la chloro-anémie humaine peut guérir également la chlorose végétale. Mais il est vrai de dire que cette amélioration obtenue dans la nutrition de la plante, n'est pas durable. Au bout d'un an, il est nécessaire de la soumettre à une nouvelle cure.

D'un autre côté, des plantes élevées dans des laboratoires ont présenté pendant un certain temps tout les attributs de la vitalité, bien qu'elle ne fussent alimentées qu'à l'aide de dissolutions ne renfermant pas de traces de fer.

Il est néanmoins certain que ce principe minéral existe dans presque tous les végétaux à l'état normal, et que tous ceux qui servent à notre alimentation en contiennent.

Le fer se rencontre dans toutes les parties du corps des animaux, mais il existe particulièrement dans les globules du sang en combinaison avec une matière albumineuse. A part le *stroma* ou *globuline*, les globules contiennent l'*hémoglobine* qui y entre dans la proportion des 12/13. C'est elle qui contient la matière colorante du sang. L'*hémoglobine* elle-même se dédouble en deux éléments : Une albumine spéciale (96 0/0) et une autre substance plus colorée que l'*hémoglobine* et à laquelle on a donné le nom d'*hématine* ou d'*hématosine* (4 0/0).

C'est l'*hématine* qui contient tout le fer des globules. Comme elle en renferme environ 7 0/0 et que, dans la masse entière du sang, il y a environ 100 grammes d'hématine, il en résulte qu'on peut évaluer approximativement à 7 gr. la quantité de fer que contient l'organisme.

Le rôle essentiel du fer de l'hématine consiste à servir de moyen de transport à l'oxygène dans toute l'économie ; à favoriser ainsi toutes les combustions et les métamorphoses des matières organiques, et à contribuer à l'entretien de la chaleur animale. Il prend donc une part active aux phénomènes de la nutrition générale. En outre la présence du fer dans le fluide sanguin est, pour les globules, une condition essentielle de reconstitution.

Dans un remarquable ouvrage sur *le fer contenu dans le sang et dans les aliments*, lu à l'Académie des sciences, (séance du 27 mai 1872), le Dr Boussingault a écrit que « le fer est tout à fait « indispensable à la vie, au point que s'il était possible de former « un régime privé de fer, l'animal que l'on y soumettrait succom- « berait infailliblement, par la raison que le sang ne pourrait être « constitué. »

Une expérience très simple démontre péremptoirement la vérité de ce principe :

Si de jeunes lapins sont nourris uniquements d'aliments ne contenant pour ainsi dire pas de fer, l'intérieur de chou (1), par exemple, ils deviennent bientôt languissants, et meurent au bout de très peu de temps. Mais si, au moment où on constate leur dépérissement, on leur donne à manger des feuilles vertes de chou, qui renferment près de quatre fois et demie plus de fer que les parties centrales, on les voit de jour en jour reprendre leur énergie vitale et recouvrer toute leur santé (2).

L'addition d'une petite quantité de fer au régime habituel produit, au contraire, des effets très favorables si, bien entendu, ce supplément est administré dans les conditions requises. C'est ainsi que les eaux de Poughes, de Bussang, de Saint-Alban, de Carlstad,

(1) D'après le Dr Boussingault, le blanc de chou ne renferme que 0,0009 de fer pour 100, tandis que les feuilles vertes en contiennent 0,0039.

(2) Nous croyons devoir faire observer ici que dans le chou, comme dans les autres végétaux, le manganèse étant l'acolyte du fer, il serait légitime d'attribuer en partie à la privation de manganèse les accidents observés chez ces animaux.

de Chailes, de Marlios, de Cransac, de Spa, etc., ont rendu les plus grands services au point de vue de l'hygiène alimentaire.

Le fer exerce alors sur l'estomac une action stimulante incontestable qui active les digestions et facilite l'élaboration des aliments, en rendant les matières nutritives plus facilement précipitables au contact du sérum du sang. Il agit également sur les organes hématopoiétiques, en favorisant la régénération des globules rouges.

A l'appui de ce qui précède nous citerons quelques auteurs :

« Comme il est démontré par de nombreuses expériences, a dit « M. le professeur Bouchardat, que le fer entre comme partie « constituante essentielle dans la matière colorante du sang (M. Le« canu a prouvé que l'hématosine pure contient 7 0/0 de fer), on « concevra sans peine que les préparations ferrugineuses pourront « modifier d'une manière très notable la composition et les pro« priétés du sang. Quand, dans certaines maladies, la quantité de « matière colorante (hématosine) est diminuée, la quantité de fer « est aussi diminuée dans les mêmes rapports, et les préparations « ferrugineuses ont aussi pour effet d'augmenter la quantité de « cette matière colorante et par conséquent la proportion de glo« bules qui est en raison directe du fer et de l'hématine.

« Ce qui caractérise l'emploi des préparations martiales, c'est « cette influence sur le sang et sur la circulation. Après quelque « temps de leur usage, le sang devient plus vermeil, le pouls se « développe, devient plus fort, plus fréquent, le teint s'anime ; les « mouvements musculaires ainsi que toutes les fonctions paraissent « s'exécuter avec plus d'énergie. Ces phénomènes sont surtout évi« dents chez les individus affaiblis, d'une constitution molle et lym« phatique. Ces considérations doivent suffire pour montrer tout le « parti qu'on peut tirer des préparations ferrugineuses dans beau« coup d'affections ».

(Traité de matière médicale et de thérapeutique.)

M. le professeur Bouillaud, de la Faculté de médecine de Paris, a dit également :

« L'organisme réclame le fer, et lorsque le sang n'en renferme « pas sa dose normale, il en résulte cet état maladif désigné sous « les noms de *chlorose*, d'*anémie*, etc., qui atteint non seulement « les filles et les femmes, mais les garçons et les hommes de tous « les âges. »

Richard Hughes, professeur de thérapeutique à Londres, s'est exprimé ainsi :

« ..... L'anémie est un état qui se rencontrent très fréquemment, « autant comme maladie idiopathique que comme concomitante « d'autres affections. Les médecins obtiennent les plus grands bien- « faits du fer dans cet état et le regardent comme à peu près infail- « lible.....

« Pour ma part, j'ai depuis longtemps l'habitude de donner le fer « *comme nourriture*, dans tous les cas d'anémie..... Vous voyez « que je regarde le fer comme *un aliment* et que je l'administre en « conséquence. Je sais qu'il existe des points difficiles à apprécier « sous ce rapport. Dans l'anémie suite d'hémorrhagies, en vérité, « la théorie diététique est assez plausible ; mais dans ces deux « formes les plus communes, celle qui est le résulat du manque « d'air, de lumière et de nourriture convenable, et celle qui est la « suite d'une menstruation troublée, il semble que la maladie siège « plus bas, dans les organes qui élaborent le sang plutôt que, dans « le sang lui-même. Encore ici le même fait subsite, celui que dans « tous les cas d'anémie, le fer et les globules rouges, dont il est « l'élément essentiel, manquent dans le sang et que l'administra- « tion du fer *comme aliment* les lui rend autant que possible. »

Citons pour terminer M. le professeur Gubler de la Faculté de Paris :

« Les effets diffus et généralisés du fer après son absorption se traduisent par une augmentation de la plasticité du sang, en rapport avec l'action coagulante exercée sur les principes albuminoïdes du sérum dont la richesse nutritive est accrue. Cette adjonction d'un élément indispensable à la nutrition des globules, active leur formation. C'est là un phénomène capital qui entraîne à sa suite *avec l'amélioration de la nutrition générale*, une certaine excitation des systèmes nerveux et circulatoire. » (Septième leçon de thérapeutique.)

V.

MANGANÈSE.

> « Le manganèse est, comme le fer, un élément normal dans le sang humain. Ses effets physiologiques se rapprochent beaucoup de ceux du fer. Il est, à proprement parler, un *aliment*. » (Professeur GUBLER, de la Faculté de Paris).

Comme le fer auquel il est d'ordinaire, intimement uni, le Manganèse existe dans les terres arables, mais la manière dont se compose ce principe minéral dans la végétation, n'a pas encore été exactement déterminée.

Ce qui paraît établi, c'est qu'il ne peut remplacer le fer dans la constitution des plantes. Il doit donc avoir une fonction spéciale à remplir que peut-être de nouvelles recherches nous feront connaître un jour. Déjà Liebig, Gmelin, Eropoth, Richardson, etc., avaient considéré le Manganèse comme étant fort répandu dans le règne végétal. Mais, d'après les travaux les plus récents, sa présence a été constatée dans presque toutes les plantes, *en quantité beaucoup plus considérable qu'on ne l'avait cru jusqu'à présent ;* à tel point que dans les cendres de certains végétaux, il a été décélé dans la proportion de 4 0/0.

Ce fait doit déjà faire penser que l'organisme des animaux supérieurs doit contenir une certaine quantité de ce métal, car, comme l'a dit Liebig, « les plantes mangées par les herbivores contiennent les mêmes élements incombustibles et presque dans les mêmes proportions que le sang des animaux. Les cendres du sang des granivores ont la même composition que les cendres des graines qu'ils mangent. Les éléments incombustibles du sang de l'homme et des animaux qui prennent une nourriture mixte sont également contenus dans les cendres du pain, de la viande, et des légumes. Le carnivore contient dans son sang les éléments de la chair qu'il mange. »

Ainsi, cela ne parait point douteux, l'organisme animal, qui peut être considéré comme de la matière végatale condensée, doit nécessairement contenir tous les principes minéraux entrant dans la composition des aliments. Y aurai-il une exception pour le manganèse? Ce métal, qui accompagne ordinairement le fer dans la nature, l'abandonnerait-il au moment où celui-ci pénètre dans les tissus animaux? Celà ne serait pas vraisemblable.

En effet, Wurzer en 1830 a déjà attiré l'attention des médecins sur la présence dans le sang du manganèse associé au fer dans la proportion d'un 1/3 environ. La découverte de ce savant fut confirmée plus tard par le professeur Kramer, de Milan, dans une monographie (Mémoire de l'Institut Lombard) ayant pour but l'exposition de la méthode grâce à laquelle il a pu toujours trouver le manganèse dans le sang normal.

En 1844, M. Marchessaux (1) vint confirmer les opinions et les recherches de ses prédécesseurs.

Puis en 1848, M. Millon, après s'être livré sur ce sujet à de longues recherches, adressa à l'Institut un mémoire ayant pour titre : *De la présence normale de plusieurs métaux dans le sang de l'homme et de l'analyse des sels fixes contenus dans ce liquide*. M. Melsens fit la critique du travail de M. Millon, et crut ne pas devoir considérer ses expériences comme concluantes, attendu, disait-il, qu'il ne lui était pas démontré que le chlore employé par M. Millon avait été

(1) *Anatomie générale*, p. 159.

bien lavé et que la coloration du verre que ce dernier attribuait au manganèse, ne pouvait point être produite par le chlore humide.

Mais, en 1849, M. le professeur Hannon, de la Faculté de Bruxelles, a repris en sous-œuvre les expériences de M. Millon, et a cherché à prévenir les objections en éprouvant tous ses réactifs d'avance et en ne se servant que d'acide azotique mono-hydraté parfaitement pur, de capsules en porcelaines et de creusets en platine. Le chlore et le verre furent abandonnés par lui : Voici comment il a relaté ses intéressantes expériences :

« Je réduisis en cendres le caillot sanguin d'une personne qui n'avait point été soumise au manganèse. Je traitai ces cendres par l'acide nitrique pur, étendu d'eau distillée. Je neutralisai l'excès d'acide par du carbonate d'ammoniaque pur. Je fis passer dans la solution un courant de gaz sulfide-hydrique et je laissai reposer la liqueur pendant vingt-quatre heures. Je versai goutte à goutte dans le liquide une solution de succinate ammonique et je laissai déposer tout le fer. Je filtrai la liqueur et l'évaporai à siccité. C'est dans le résidu que se trouve le manganèse.

« Pour contrôler ce résultat, je traitai d'une manière différente le sang d'une autre personne. Je mêlai le sang défibriné par le battage avec deux fois son volume d'une dissolution de sulfate de soude concentrée. Le liquide jeté sur un filtre passa incolore et laissa les globules sur le filtre. Je les lavai par une solution de sulfate de soude jusqu'à ce que tout le sérum les eût abandonnés.

« Pour séparer enfin le sel sodique des globules, je chauffai le filtre à une température de 100° ; ils se coagulèrent et devinrent insolubles. Je traitai alors le filtre avec de l'eau bouillante ; le sulfate de soude fut entraîné et les globules restèrent purs.

« Pour connaître les métaux fixés dans les globules, je les incinérai dans une capsule en platine et je traitai la cendre comme ci-dessus. Cette fois encore je trouvai le manganèse. »

D'après cet auteur les proportions de cet métal varient beaucoup. Il se trouverait en assez grande quantité chez un homme d'un tempérament sanguin et dans un état de santé parfaite. Il serait moins abondant chez les scrofuleux et moins encore, naturellement, chez les tuberculeux, les anémiques et les chlorotiques.

Après le professeur Hannon, le docteur Pétrequin, professeur à la Faculté de médecine de Lyon, se livra également à des travaux chimiques sur ce sujet.

En mars 1852, il écrivait dans le Bulletin de thérapeutique:

Le manganèse, comme le fer, fait partie intégrante de notre organisme. Je suis convaincu que partout où le fer se montre en quantité notable, le manganèse y existe aussi et qu'en le cherchant mieux, on le rencontrera dans plusieurs parties où il n'a pas encore été soupçonné. Son rôle principal pour moi, c'est de faire partie des globules sanguins comme le fer. »

Persuadé de cette vérité, le professeur Pétrequin engagea vivement M. Burin-Dubuisson, pharmacien à Lyon, à procéder à de nouvelles expériences, et les analyses de ce chimiste s'étant trouvées conformes à celles de ses devanciers, il publia en 1854 une brochure très intéressante sur le Manganèse et dans laquelle nous avons puisé des renseignements précieux (1).

L'un des passages de ce travail qui nous ont le plus frappé, est la réponse que l'auteur fit à M. Martens qui avait émis cette opinion naïve que le manganèse n'entrant dans la constitution des globules qu'en très petite quantité, on ne devait pas le considérer comme nécessaire à la sanguinification, ni s'en préoccuper.

« Que voyez-vous de commun, lui a répliqué M. Burin-Dubuisson, entre les merveilleux arcanes qui président à la vie et nos idées de poids, de quantité, de volume, etc. ? Si les petites quantités, les

(1) D'autres auteurs ont aussi publié des travaux épars sur ce même sujet :
Dr Jacques *(Journal général de médecine)*; Jodelot; Alibert; Pereira V.L. Brera, Padone *(Saggio Clinico)*; G. G. Gmelin *(Of Tubingen Versuche)*; A. Barbet *(Journal de chimie médicale)*; Dr Thomson *(Chemistry of inorganic bodies)*; Dr Ure *(Remarks on gout.* London); Dr Gendrin (Paris).

quantités infinitésimales ont souvent peu d'importance dans le règne inorganique, il ne saurait en être de même chez les êtres organisés. Quelle est donc avant la gestation le poids de l'embryon qui doit donner naissance à l'animal de la plus, forte espèce et que croyez-vous que soit le poids des éléments qui le constituent? Jugez pourtant du parti que la nature saura en tirer. »

Ce qui confirme les expériences de ces divers auteurs, c'est que le manganèse a été trouvé aussi dans la *salive* (Béclard); le *suc gastrique* (Berzelius, Gmelin, Béclard, C. Schmidt, H. Beaunis, Braconnot); *la bile* (Braconnot, Rees, C. Schmidt); *la lymphe* (Marchand, Rees, C. Schmidt); *le chyle* (Braconnot, Ress, C. Schmidt); *le lait* (Berzelius, Küss); *la sueur* (Thénard, Anselmino, Vial, Latini); *l'urine* (John, Laissaigne, Béclard, Vial, Latini); *la chair musculaire* (Berzelius, Braconnot); *les os* (Berzelius, Breba, Marchand, Fourcroy, Vauquelin); *le cerveau* (Beaunis, Lassaigue); *les poumons* (Claude Bernard, Rouquet); *les cheveux* (Berthollet, Vauquelin, Baudrimont, Van Laer). Car il est bien évident que ce principe minéral devait d'abord faire partie des éléments constitutifs du sang, avant de se fixer dans les diverses parties de l'économie où il a été signalé.

Le manganèse, étant uni au fer par une affinité toute particulière, pénètre donc avec lui dans le sang où il contribue à la formation et à la reconstitution des globules rouges.

Fixé à l'hématine, il joue également le rôle d'agent d'oxydation.

Par conséquent, aussi bien que le fer dont il est un adjuvant, il favorise les combustions et les métamorphoses des matières organiques, et contribue à l'entretien de la chaleur animale.

Il est donc nécessaire que le manganèse, comme le fer, pénètre régulièrement dans l'organisme pour y accomplir la fonction à laquelle il est destiné.

C'est ce qui a lieu d'ailleurs lorsqu'il fait partie des aliments pris en quantité suffisante et bien élaborés.

Mais ce qui démontre bien que le manganèse est un adjuvant

précieux du fer, au point de vue physiologique, ce sont les résultats favorables obtenus par l'usage des eaux minérales à la fois manganiques et ferrugineuses, lesquelles, d'après l'expérience d'un grand nombre de praticiens, sont bien plus utiles à la nutrition (1) que celle qui ne contiennent que du fer seulement. L'expérience du professeur Pétrequin tend également à établir la nécessité de l'adjonction des deux métaux.

Voici ce qu'il a écrit à ce sujet :

« Le rôle principal du manganèse, c'est de faire partie des glo-
« bules du sang comme le fer. Cela posé, on comprend que dans
« les maladies du sang, il ne suffit pas d'administrer le fer seul ;
« ses insuccès ne sont que trop manifestes dans une foule de cas.
« Pour mon compte, j'ai depuis longtemps observé qu'il est certaines
« chloroses qui résistent opiniâtrement à la médication martiale.
« Le fer se trouve à leur égard dépouillé de ses vertus spécifiques
« et il ne les guérit pas plus qu'il ne guérit les chloro-anémies qui
« se lient aux affections cancéreuses et aux dégénérescences orga-
« niques. Il en est d'autres qui, après avoir subi une modification
« avantageuse s'arrêtent dans la voie du progrès et restent station-
« naires sans s'améliorer davantage. Le fer semble avoir épuisé
« son action sur elles ; il ne peut plus terminer le traitement. D'au-
« tres enfin cèdent d'abord plus ou moins vite à la médication fer-

(1) M. le professeur Gubler a dit, dans ses leçons faites à la Faculté, que le manganèse exerce une action de stimulation locale et générale.

Dans ses *Commentaires du Codex*, p. 423, le même auteur s'est exprimé ainsi :

« En qualité de composé suroxygéné, le peroxyde de manganèse peut exercer dans l'estomac une action stimulante locale par suite de la mise en liberté d'une proportion de son oxygène au contact des acides gastriques. Le même fait aurait lieu dans la circulation si le peroxyde de manganèse y pénétrait sans s'être préalablement modifié. Cependant, ce n'est pas à ce dégagement d'air vital que l'oxyde de manganèse doit vraisemblablement ses propriétés stimulantes et toniques, *mais plutôt au métal lui-même qui constitue avec le fer, bien que pour une plus faible part, l'un des ingrédients des globules sanguins. Le manganèse serait donc, à proprement parler,* UN ALIMENT, pouvant devenir comme le fer, un stimulant général.

« rugineuse, mais la cure n'est qu'apparente et la maladie qu'on « croyait guérie reparaît après un temps variable. On sait combien « ces récidives font souvent le désespoir du malade et du médecin. « Citons à l'appui de ces remarques une autorité que personne ne « contestera : Il faut dire, écrivaient Trousseau et Pidoux, parce « que c'est une vérité qu'on comprendra en vieillissant dans la pra- « tique, que le fer, après avoir amendé rapidement les accidents les « plus graves de la chlorose devient quelquefois tout à coup im- « puissant et nous laisse désarmés, en présence d'une maladie qu'il « semble dominer en général avec tant de facilité. Il agit dans ce « cas d'autant moins sûrement que l'affection est plus ancienne et « surtout que les récidives ont été plus fréquentes.

« Il y a donc indication, poursuit le professeur Pétrequin, à re- « chercher un adjuvant au fer ; car, du moment qu'il ne deut plus « suffisamment réparer le sang appauvri, le fer ne manque pas seul ; « c'est un autre élément qui fait défaut. Cet adjuvant efficace, je le « trouve dans le manganèse qui, comme le fer, entre dans la cons- « titution des globules sanguins. Aucun moyen ne saurait être plus « rationnellement indiqué. Ainsi, donner alors du manganèse, c'est « fournir un agent réparateur au sang dont il fait partie inté- « grante (1). »

(1) Dans le *Bulletin général de thérapeutique* de 1853, M. le professeur Pétrequin a publié, à l'appui de son opinion, des observations très intéressantes. De son côté, M. le Dr C. Perrin écrivait dans la *Revue médicale* du 15 février de la même année : « L'adjonction du manganèse rend la médication martiale plus énergique. »

Et le Dr Bonnarie, médecin de l'Antiquaille de Lyon : « On a eu raison de dire que l'introduction des préparations ferro-manganiques dans la thérapeutique *était une des plus brillantes conquêtes de la médecine contemporaine. (Journal des connaissances médico-chirurgicales*, 1er novembre 1853.)

D'autres médecins et des plus considérables ont fait également l'éloge de l'emploi simultané du fer et du manganèse.

Parmi ces praticiens nous citerons surtout M. Delarue, médecin à l'hosice des Vieillards à Bergerac : « Le mangarèse, a-t-il dit, vivement recommandé à l'attention du monde médical par MM. Hannon et Martin Lauzer, a été pour M. Pétrequin l'occasion d'une heureuse

VI.

Nous venons de terminer l'étude des principes minéraux qui, en raison du rôle élevé qu'ils remplissent dans les phénomènes de la vie, ont surtout attiré notre attention.

Les faits que nous avons relatés nous paraissent fournir la preuve que non seulement ils font partie intégrante de l'économie, mais encore qu'ils exercent sur la nutrition générale une influence manifeste, les uns en servant de moyen de transport à l'oxygène ; les autres en favorisant les échanges moléculaires, en présidant à la formation des tissus et des fluides et en assurant l'équilibre entre l'assimilation et la désassimilation.

Comme ces substances doivent forcément être éliminées réguliè-

et féconde initiative. Empreints d'une expérience sûre et raisonnée les travaux du savant professeur de Lyon sont appelés à combler bien des lacunes en thérapeutique. L'emploi du manganèse comme adjuvant du fer aura bientôt, nous le croyons, conquis tous les suffrages, malgré les obstables si nombreux qui tendent sans cesse à empêcher la propagation de la vérité. » Citant ensuite une observation intéressante de chlorose confirmée datant de six mois, et qui avait résisté à une foule de tentatives infructueuses, le Dr Delarue rapporte qu'en peu de temps la maladie fut victorieusement combattue par les préparations ferro-manganiques. (*Revue de thérapeutique médico-chirurgicale,* 15 septembre 1854.)

En admettant qu'il y ait dans tous ces témoignages un peu d'exagération, nous pouvons pourtant en tirer cette conclusion légitime que l'adjonction du manganèse au fer a pu triompher de chloro-anémies que le fer seul n'avait pu guérir et que ces succès ont pu être remportés, malgré l'administration défectueuse de ces principes alimentaires minéraux, et sur laquelle nous attirerons l'attention. Cela paraissant établi, et la présence du fer et du manganèse dans le sang ayant été, d'autre part, parfaitement constatée, les faits cliniques et les assertions que nous venons de relater nous engagent à admettre que ces deux minéraux ont réussi là où l'un d'eux s'est montré insuffisant, parce que, agissant comme aliments, ils sont venus remplacer dans le sang deux des principales substances inorganiques, tandis que le fer n'en était venu remplacer qu'une seule.

rement par les excrétions après avoir pris part pendant quelque temps à la constitution des diverses parties du corps, et avoir concouru aux échanges nutritifs, il est de toute nécessité qu'elles soient restituées journellement en quantité suffisante pour que l'intégrité des fonctions vitales soit assurée. Et dans ce cas, soit qu'elles fassent naturellement partie de la nourriture ordinaire, soit que l'on cherche à en ajouter certaines proportions au régime habituel, lorsqu'il y a lieu d'admettre leur insuffisance, elles ne peuvent être considérées autrement que comme des *aliments* (1).

Les conditions habituelles de l'existence dans les villes permettent-elles à l'homme de s'assimiler, en proportions convenables, les aliments minéraux dont nous avons cherché à bien démontrer toute l'importance ?

Hélas, non ! — Tout y contribue à rompre l'équilibre naturel ; à diminuer la vitalité ; à affaiblir le mouvement nutritif ; à restreindre le contingent des principes alimentaires et à nuire à leur élaboration. En effet, non seulement on y est privé des caresses bienfaisantes du soleil, de l'action vivifiante de l'ozone, et de l'influence si salutaire de l'exercice corporel, mais bien fréquemment encore, les soucis, les chagrins, le travail exagéré, les veilles, les excès, etc., viennent par leur action dépressive, user les ressorts de la vie et

(1) Comme nous l'avons vu, Gubler, Trousseau, Richard Hughes, etc., en préconisant l'emploi thérapeutique du phosphate de chaux, du fer et du manganèse, ont émis l'opinion que ces substances n'agissent qu'en qualité d'*aliments*, bien qu'elles n'aient été employées jusqu'ici que sous forme pharmaceutique et seulement dans le but de remédier à l'alanguissement sous ses différents aspects. Nysten, dans son Dictionnaire de médecine, les range aussi parmi les aliments plastiques. D'ailleurs, il n'est point possible de les considérer comme *des médicaments*. En effet, on entend par *Médicaments, toutes les substances étrangères au régime de l'état de santé et qui, n'ayant pas la faculté de servir à la nutrition, modifient en plus ou en moins ou d'une manière spéciale les actions organiques*. On entend, au contraire, par *Aliments, toutes les matières, de quelque nature qu'elles soient, qui servent habituellement ou sont susceptibles de servir à la nutrition*. Nous croyons qu'il importe de rappeler ces définitions qui ne laissent place à aucune équivoque.

empêcher l'organisme de réparer, par une nourriture suffisante et bien élaborée, les pertes qu'il subit incessamment.

Si après avoir envisagé ces fâcheuses conditions générales, nous tenons compte de la qualité des aliments dans les villes, les vices de l'existence du citadin nous apparaîtront d'une manière plus évidente encore, tout en nous faisant constater l'aveugle insouciance, avec laquelle l'homme lui-même est le plus actif artisan de sa dégénérescence.

Le premier de ses aliments, LE PAIN, est devenu *le plus imparfait*. Un préjugé universel fait mesurer la qualité nutritive du pain à sa blancheur. C'est une erreur grave. Le pain bis, auquel sont habitués les paysans, est bien plus nourrissant que le pain blanc par la raison que le froment sert, en son entier, à sa fabrication ; et l'on sait que c'est surtout dans la partie corticale du grain que le *gluten* et le *phosphate de chaux*, se trouvent accumulés.

Au contraire, pour obtenir la farine blanche si chère aux citadins, la partie périphérique du blé est rejetée comme déchet au même titre que le son. De sorte que le pain des villes n'est le plus souvent qu'un mastic d'amidon.

Le *lait* donne aussi matière à de justes critiques. Cet aliment si complet quand il est obtenu dans des conditions naturelles, est presque dépourvu, dans les villes, de ses éléments nutritifs les plus précieux et notamment de *phosphate de chaux*, de *fer* et de *manganèse*.

Les vaches laitières de Paris et de la banlieue sont épuisées par une production abusive qui, jointe à la médiocrité de leurs herbages, les rend bientôt victimes de la phthisie pulmonaire. Les additions d'eau et les diverses sophistications dont on a journellement des preuves si nombreuses, contribuent encore à priver le citadin de l'action salutaire de cet aliment.

Le VIN n'est-il pas aussi, surtout dans les villes, l'objet de falsifications odieuses ? Le citadin peu fortuné qui aurait tant besoin de cette boisson réparatrice contenant, à l'état naturel, en appréciables proportions, les principes minéraux essentiels, peut-il se procurer le plus souvent autre chose qu'un détestable breuvage qui n'a du vin que la couleur ?

Enfin les LÉGUMES eux-mêmes consommés dans les grandes cités manquent souvent de vigueur végétative. Cultivés en vue d'une production prématurée, ce qui est fréquent, ils ne possèdent pas toutes les propriétés nutritives désirables. Ils sont étiolés, languissants, pauvres en principes minéraux. Or ce sont principalement ces végétaux qui devraient fournir en grande partie à l'homme le *phosphate de chaux*, le *fer* et le *manganèse*, que son organisme réclame impérieusement.

Cet état de choses, qui dans les villes rend insuffisante l'alimentation des personnes aisées, est bien plus funeste aux classes nécessiteuses, dont le pain et les pommes de terre, pauvres en phosphate de chaux, fer et manganèse, constituent souvent la nourriture habituelle, et dont les professions insalubres tendent déjà à compromettre la santé.

Nous venons d'exposer les causes les plus communes qui dans les villes s'opposent à la réparation régulière et complète des matériaux sanguins ou qui restreignent l'activité du travail de nutrition. Les conséquences de cette existence anormale, de cette privation des éléments de restauration et de force, diffèrent selon les prédispositions individuelles. Presque toujours, il existe chez le citadin, un certain degré d'hypoglobulie qui bien souvent est le point de départ de la *chloro-anémie*. Mais le rachitisme, le lymphatisme, les scrofules et la phthisie pulmonaire, s'y rencontrent hélas trop fréquemment comme conséquences funestes d'une mauvaise nutrition et de la déchéance vitale qu'elle entraine.

Si l'insuffisance de la rénovation des principes alimentaires minéraux se constate chez l'adulte et peut amener les états pathologiques les plus graves, *a fortiori* doit-elle être admise chez les enfants dont la croissance et l'activité vitale nécessitent encore davantage le concours de ces puissants éléments de nutrition. Quand on pense que c'est souvent de la manière dont on a été nourri dès le premier âge que dépendent la vigueur et la santé dont on pourra jouir pendant toute la vie, et par conséquent l'accomplissement de la mission sociale, on ne saurait attacher trop d'importance à l'alimentation des enfants. Or, que se passe-t-il dans les villes ?

Nous venons de dire que la cause d'un grand nombre de maladies consiste, en grande partie, dans l'insuffisance des aliments minéraux qui sont indispensables à la constitution des tissus, en exerçant sur la matière un pouvoir organisateur si remarquable. Cette insuffisance est encore plus marquée chez la femme que chez l'homme. Dans ces conditions, comment, dans un grand nombre de cas, pourra-t-elle fournir au fœtus, et plus tard au nouveau-né, les éléments de nutrition dont son organisme lui-même se trouve privé ?

Il est bien évident que l'enfant naîtra dans un mauvais état de santé; que la mère ne pourra l'allaiter qu'en épuisant ses forces; et que son lait étant trop pauvre (1), la vie du nouvel être sera compromise. C'est là bien certainement une des principales causes de la mortalité des jeunes enfants dans les grandes villes et des maladies graves qui atteignent si souvent les nourrices.

(1) Voici un tableau que nous empruntons au travail de M. Mouriès et qui met bien en évidence la différence qui existe, au point de vue du phosphate de chaux seulement, entre le lait de nourrices pris à la campagne et celui de nourrices pris à la ville :

LAITS DE NOURRICES PRIS A LA CAMPAGNE.

	Nourrices.	Recueilli par.	Phosphate de chaux (pour 1,0000).
1.	Des environs de Dreux (santé florissante, choisie).	Mouriès.	2,15
2.	Id.	Id.	2,73
3.	Id.	Id.	2,40

VII

Lorsque la misère physiologique due aux diverses circonstances dont nous venons de parler, se traduit par les maladies qui sont l'expression plus ou moins grave d'une mauvaise nutrition, il est souvent difficile, sinon impossible d'y remédier, parce que, dans un grand nombre de cas, les organes digestifs étant le siège de lésions ou de troubles fonctionnels, et le pouvoir assimilateur se trouvant affaibli, l'économie ne peut retirer que bien peu d'avan-

	Nourrices.	Recueilli par :	Phosphate de chaux (pour 1,000).
4.	Idem (prises au hasard).	Mouriès	1,70
5.	Id.	Id.	1,93
6.	Id.	Id.	2,17
7.	Id.	Id.	1,82
8.	Id.	Id.	1,85
9.	De Toulon et de ses environs.	Drs Ardoin et Pellegrin.	1,81
10.	Id.	Id.	1,76
11.	Id.	Id.	1,08
12.	Id.	Id.	1,67
13.	Id.	Id.	0,96
14.	Id.	Id.	1,25
15.	Id.	Id.	1,41
16.	Id.	Id.	des traces.
17.	Id.	Id.	Id.
18.	Id.	Id.	Id.

LAITS DE NOURRICES PRIS A LA VILLE.

	Nourrices.	Recueilli par :	Phosphate de chaux pour (1,000).
19.	De Paris.	Dr Peyot-Ogier.	1,18
20.	Id.	Id.	0,75
21.	Id.	Id.	0,91
22.	Id.	Id.	des traces.
23.	Id.	Id.	Id.
24.	Id.	Id.	Id.
25.	Id.	Id.	Id.
26.	Id.	Id.	0,33
27.	Id.	Id.	0,62
28.	Id.	Id.	0,50

tages des agents reconstituants, tels qu'il lui sont présentés (1).

Au contraire, au lieu de lui être utiles, ils lui sont souvent nuisibles, parce qu'ils sont habituellement prescrits non seulement sous une forme défectueuse (2), mais à des doses beaucoup trop considérables. Il résulte de cette mauvaise administration que la masse des toniques minéraux concentrée sur quelque point de la muqueuse stomacale, et partant peu accessible à l'action du suc gastrique, est ordinairement expulsée sans profit pour l'organisme après avoir déterminé de la fatigue et de l'irritation du tube digestif, de la gastralgie, du catarrhe de l'estomac, de l'inappétence, de la constipation ou de la diarrhée et les symptômes sympathiques des désordres gastriques, à savoir : de la céphalalgie, des palpitations, des vertiges, etc., inconvénients sérieux qui vont à l'encontre du but que l'on se propose d'atteindre (3).

Aussi, quand on réfléchit aux divers états pathologiques qui engagent les médecins à recourir aux toniques minéraux, états ca-

(1) Les phosphates et les hypophosphites de chaux sont journellement recommandés dans le traitement de la phthisie pulmonaire, autant dans le but d'améliorer la nutrition générale, que pour fournir à l'organisme des agents spéciaux de réparation. Les analyses ayant démontré que les matières crétacées constituant la transformation heureuse des tubercules étaient principalement composées de phosphate de chaux, on a pensé que le meilleur moyen de pétrifier les masses tuberculeuses était d'administrer à hautes doses les phosphates et les hypophosphites de chaux. Malheureusement, d'après l'opinion si autorisée de M. Germain Sée, ces aliments réparateurs ne sont plus susceptibles d'être absorbés et assimilés en quantité suffisante pour les raisons que nous venons d'indiquer.

(2) La forme pilulaire, surtout, fréquemment employée exige de la part de l'estomac un travail pénible, préjudiciable, et qui parfois ne peut s'effectuer, puisqu'on a retrouvé dans les matières fécales des pilules entières qui n'avaient pu se désagréger. Ce sont ces inconvénients qui ont engagé M. le professeur Peter à les proscrire d'une manière absolue.

(3) Le 11 avril 1881, M. le professeur Germain Sée s'est exprimé ainsi dans sa leçon de clinique médicale faite à l'Hôtel-Dieu :

« *Sur 30 centigrammes d'une préparation de fer quelconque, l'organisme en rejette plus de 29 centigrammes et demi.* »

ractérisés le plus souvent par un affaiblissement marqué des fonctions digestives et même par des altérations quelquefois profondes des organes splanchniques, on peut facilement mesurer l'étendue et la gravité des désordres qu'ils sont susceptibles de provoquer, et se rendre compte de l'impulsion fatale qu'ils peuvent imprimer à la marche de ces affections (1).

Pour intervenir judicieusement et avec les plus grandes chances de succès, il ne faut donc pas que des désordres graves se soient déjà produits. Il ne faut même pas que l'économie se trouve déjà sur la pente funeste de la déchéance et de la destruction. Mais il est sage, il est nécessaire que nos préoccupations, nos sentiments d'humanité s'éveillent plus tôt, et que, par une hygiène alimentaire préventive, nous entretenions, autant que possible, la nutrition dans son intégrité normale.

L'étude à laquelle nous nous sommes livré, et qui a mis en évidence les propriétés éminemment réparatrices des principaux aliments minéraux et leur influence sur le grand acte de la nutrition, nous a donné l'idée de préconiser l'incorporation d'une quantité convenable de *fer*, de *manganèse* et de *phosphate de chaux*, dans des aliments d'un usage journalier tels que: *pain, biscuits, bière, cidre, etc.*, à l'instar de ce qui a déjà lieu pour le *chlorure de sodium*.

Nous avons dit, dans le cours de ce travail, que de tout temps on a eu coutume d'ajouter une certaine proportion de sel marin aux préparations alimentaires, non seulement pour leur donner de

(1) Voici ce que M. le professeur Germain Sée en disait dans sa leçon de clinique médicale du 19 novembre 1880 :

« *Je ne connais aucune bonne préparation de fer; toutes présentent des inconvénients. Comme l'a déclaré Claude Bernard, elles ne sont absorbées qu'en quantités très minimes. L'emploi des préparations solubles n'est point suivi de meilleurs résultats que l'emploi des préparations insolubles, car les sels de fer ne peuvent pénétrer directement dans le sang comme on l'avait espéré. Ils commencent par se précipiter pour se redissoudre ensuite et pénétrer en très faible quantité dans l'économie, après avoir été attaqués principalement par les chlorures.* »

la saveur, mais parce que la quantité qu'en fournissent les substances nutritives naturelles n'est pas assez considérable pour subvenir aux besoins de l'organisme.

A cause des mauvaises conditions hygiéniques dont nous avons parlé, les doses de *phosphate de chaux*, de *fer* et de *manganèse* que contient le régime habituel, se trouvant être également insuffisantes pour maintenir l'activité vitale, rien ne nous paraît plus logique et plus nécessaire que d'ajouter ces trois aliments minéraux au sel marin, dont nous recommandons d'ailleurs l'emploi en proportion notable, à cause de ses effets bienfaisants sur lesquels nous avons insisté, en nous appuyant sur l'autorité de M. le professeur Bouchardat.

VIII.

Le choix du pain et des biscuits comme véhicules des aliments minéraux essentiels, offre des avantages multiples, et sur lesquels nous allons attirer l'attention. Mais, auparavant, nous devons chercher à déterminer les doses supplémentaires des principes qu'il convient d'offrir journellement à l'organisme; indiquer à quel état il serait préférable de les employer; et enfin, faire connaître la manipulation que nous croyons utile de leur faire subir.

Il n'est pas facile de fixer d'une manière précise la quantité d'aliments inorganiques que nous recommandons d'ajouter au régime habituel. Nous en sommes encore réduit à les déterminer approximativement, en tenant compte des dépenses occasionnées par la désassimilation à l'état physiologique, et en évitant avec soin l'emploi de quantités superflues, afin que l'influence stimulante de nos agents ne soit pas remplacée par de la fatigue et de l'irritation des organes digestifs, inconvénients que nous avons, à bon droit, reproché aux mêmes principes alimentaires présentés sous forme pharmaceutique.

D'après ces considérations, nous croyons pouvoir préconiser, indépendamment d'une quantité convenable de chlorure de sodium, les doses quotidiennes suivantes des autres aliments minéraux essentiels, sans crainte de voir survenir le moindre effet nuisible :

Deux centigrammes de fer,
Sept milligrammes de manganèse,
Cinquante centigrammes de phosphate de chaux.

Pour la panification et la fabrication des biscuits, la meilleure préparation de fer est certainement le *fer réduit par l'hydrogène*, car, d'après l'opinion de M. le professeur Bouchardat, il est facilement attaqué par les acides faibles, tels que les acides chlorhydrique et lactique qui se trouvent dans le suc gastrique, et il est complètement insipide.

Une fort bonne préparation de manganèse, c'est *le carbonate*. Ce sel peut être obtenu facilement et dans un état de grande pureté. Il se présente sous forme d'une poudre blanche légèrement rosée, insipide, contenant sur 100 parties 45 de métal.

Quand au phosphate de chaux, il peut être employé à l'état de phosphate tricalcique ou bicalcique.

Afin de favoriser l'absorption et l'assimilation de nos aliments minéraux, nous croyons utile de les triturer au préalable, pendant un certain temps, avec un corps intermédiaire à particules dures, tels que le sucre de lait (1). Cette opération ayant pour résultat de réduire les substances inorganiques en molécules très ténues, doit évidemment les rendre plus facilement attaquables par le suc gastrique.

(1) Le sucre de lait a encore l'avantage de se transformer en acide lactique, et de fournir ainsi un des acides nécessaires à la digestion.

M. le professeur Bouchardat a beaucoup insisté, à la Faculté de médecine de Paris, sur les avantages de la trituration :

« Pour rendre plus efficace l'action des substances pulvérulentes, a-t-il dit, il faut les triturer pendant un certain temps. Cette opération, ayant pour but de les broyer et de les réduire en particules, favorise puissamment leur absorption et augmente beaucoup leur activité (2). »

La fabrication du pain et des biscuits que nous avons nommés *hygiéniques-reconstituants,* ne présentera aucune difficulté. Il suffira de mélanger intimement et uniformément avec la farine nos aliments minéraux réduits, comme nous venons de le dire, en poudre impalpable. Ce mélange exact sera d'ailleurs aisément obtenu à l'aide d'un appareil convenable.

On pourra aussi incorporer les aliments minéraux dans la pâte. Quant au sel marin, il sera utile de l'ajouter en quantité suffisante

(2) D'autres auteurs et surtout Samuel Hahnemann, se sont également occupés de cette manipulation qui facilite à un haut degré la solubilité et l'absorption des corps. Voici ce que nous lisons sur cet intéressant sujet, dans la *Bibliothèque des médecins praticiens :*

« .... Cette question de l'inabsorption des matières insolubles a été reprise en sous-œuvre dans ces dernières années. D'abord M. Panizza, de Padoue, a démontré par des expériences sur des animaux, qu'une substance peut être insoluble et pourtant être absorbée et passer dans le sang, *si elle est très finement pulvérisée.* Ainsi, par exemple, le zinc introduit à l'état métallique dans l'estomac a été trouvé dans le sang à l'aide du microscope et de l'analyse chimique. Cette absorption se comprend, du reste, *car quelle autre différence y a-t-il, si ce n'est dans le degré, entre une solution et une poudre extrêmement fine ?* Le charbon a été expérimenté à son tour, il y a un an, par un médecin hollandais chez divers animaux, et *le résultat a confirmé les observations de M. Panizza.* Le microscope, a effectivement dévoilé les molécules de charbon dans le sang.

« ..... L'absorption de cette substance en nature a d'ailleurs été prouvée incontestablement par la voie pulmonaire chez les mineurs charbonniers et chez les ouvriers modeleurs qui vivent dans une atmosphère très chargée de poussières de charbon, et qui sont atteints de bronchite mélanique, sorte de phthisie sans tubercules, qui s'accompagne de cavernes charbonneuses énormes dans les poumons et dont les veines voisines sont farcies de matières charbonneuses. »

pour qu'il puisse exercer à la fois ses effets bienfaisants sur la nutrition et favoriser l'assimilation du phosphate de chaux (1). Naturellement il ne faudrait point dépasser les limites imposées par le goût.

La préparation préliminaire que nous faisons subir à nos principes minéraux ; leur incorporation avec la farine ou la pâte; et enfin la cuisson qui vraisemblablement doit favoriser leur combinaison intime avec la matière organique et provoquer leur dissimulation chimique ; toutes ces conditions, pensons-nous, doivent nécessairement transformer la molécule minérale brute, massive, inaccessible immédiatement à l'économie, en une autre facilement assimilable, d'autant que les molécules minérales, en se distribuant sur une grande étendue de la muqueuse stomacale, doivent évidemment faciliter l'action des acides du suc gastrique, et permettre à l'organisme de tirer parti des principes inorganiques sans qu'on ait lieu de redouter la moindre fatigue des organes digestifs.

Pour la fabrication de la bière, du cidre, etc., *hygiéniques-reconstituants*, nous devons nécessairement faire usage de sels solubles tels que le bi-phosphate ou le lacto-phosphate de chaux ; le phosphate trimétallique de protoxyde de fer ; et le phosphate trimétallique de protoxyde de manganèse ; de manière à ce que chaque litre contienne en équivalents, 50 centigrammes de phosphate de chaux ; 2 centigrammes de fer ; 7 milligrammes de manganèse.

(1) Voir la note de la page 8 au sujet de cette action du chlorure de sodium.

IX.

Les considérations qui précèdent, et d'autre part l'étude que nous avons faite de chacun des principes minéraux entrant dans la composition de nos aliments hygiéniques-reconstituants, nous dispensent d'entrer dans de grands développements au sujet des avantages qu'ils présentent. En effet, la connaissance des éléments qui les composent, et de leur mode de préparation, fera facilement comprendre qu'ils doivent exercer une influence stimulante sur les organes digestifs et hématopoiétiques ; rendre l'assimilation plus active et plus complète ; fournir régulièrement au liquide sanguin les principes indispensables à la reconstitution des globules rouges, au transport de l'oxygène dans l'économie et à l'organisation des tissus ; toutes conditions qui doivent certainement améliorer la nutrition générale et augmenter l'énergie de toutes les fonctions.

Par conséquent, on ne pourra se refuser à admettre :

Que, par leurs qualités nutritives et analeptiques, les aliments hygiéniques-reconstituants que nous avons imaginés, seront capables de prévenir, autant que possible, les maladies que provoque une nutrition défectueuse, à savoir : la chloro-anémie, et ses suites; les affections qui se rattachent au lymphatisme ; le rachitisme ; et enfin la phthisie pulmonaire qui étend de plus en plus ses ravages (1) ;

Qu'ils pourront rendre plus vive la résistance aux influences fâcheuses des excès et des diverses causes morbifiques endogènes

(1) L'alimentation défectueuse des marins engendre aussi une anémie particulière pouvant aboutir au scorbut. L'usage de nos aliments hygiéniques-reconstituants, pourra, en améliorant leur nutrition, les préserver de cette terrible maladie.

ou exogènes, lesquelles sont d'autant plus nuisibles qu'elles rencontrent des organismes plus affaiblis et plus languissants ;

Et qu'enfin, ils seront de nature à constituer des adjuvants précieux dans le traitement des maladies chroniques débilitantes, et de celles qui reconnaissent pour cause l'affaiblissement de la constitution (1).

(1) La menstruation, si souvent troublée par la débilité générale, pourra être facilitée et régularisée par l'usage de nos aliments hygiéniques-reconstituants qui, en augmentant l'activité de l'utérus, en même temps que celle de tout le système organique, le disposeront à la congestion périodique devant donner naissance au flux cataménial.

Le traitement des névroses pourra aussi devenir plus efficace par l'emploi de nos préparations alimentaires qui, en améliorant la nutrition du tissu nerveux, contribueront à remédier à ses anomalies fonctionnelles.

La dyspepsie et les autres affections qui tiennent à l'inertie et à la faiblesse de l'appareil digestif seront aussi plus aisément combattues, si l'on a recours à nos adjuvants hygiéniques.

PARIS. IMP. E. BERNARD & Cie, 71, RUE LA CONDAMINE.

www.ingramcontent.com/pod-product-compliance
Ingram Content Group UK Ltd.
Pitfield, Milton Keynes, MK11 3LW, UK
UKHW021001230726
13924UKWH00009B/943